SUR

UNE FORME GRAVE

DE

L'ÉPILEPSIE

PAR

Édouard MORLOT

DOCTEUR EN MÉDECINE DE LA FACULTÉ DE PARIS
ANCIEN INTERNE DE L'HOPITAL GÉNÉRAL DE DIJON
LAURÉAT DE L'ÉCOLE DE MÉDECINE DE CETTE VILLE

PARIS

IMPRIMERIE DE V. GOUPY ET JOURDAN

71, RUE DE RENNES, 71

1881

SUR UNE FORME GRAVE

DE

L'ÉPILEPSIE

SUR

UNE FORME GRAVE

DE

L'ÉPILEPSIE

PAR

Édouard MORLOT

DOCTEUR EN MÉDECINE DE LA FACULTÉ DE PARIS
ANCIEN INTERNE DE L'HOPITAL GÉNÉRAL DE DIJON
LAURÉAT DE L'ÉCOLE DE MÉDECINE DE CETTE VILLE

PARIS

IMPRIMERIE DE V. GOUPY ET JOURDAN
71, RUE DE RENNES, 71

—

1881

AVANT-PROPOS

Depuis quelques années l'étude de la pathologie nerveuse a fait un pas immense ; et, sans contredit, ce progrès, elle le doit en grande partie aux travaux des maitres de l'école française.

Parmi les maladies du système nerveux, l'épilepsie, cette affection qui a inspiré de si nombreux et si remarquables travaux depuis les temps les plus reculés de l'histoire de la médecine, semble toujours laisser un champ ouvert aux recherches des observateurs.

Récemment cet inépuisable sujet donnait lieu à trois thèses inaugurales (1), inspirées par M. le D‍ʳ Bourneville. C'est encore à son instigation que

---

(1) Leroy. — *De l'état de mal épileptique*, thèse de Paris, 1880.

Séglas. — *Influence des maladies intercurrentes sur la marche de l'épilepsie*, thèse de Paris, 1881.

Hublé: — *Recherches cliniques et thérapeutiques sur l'épilepsie*, thèse de Paris, 1881.

nous avons eu l'idée de diriger nos travaux sur un point particulier du mal comitial. La complaisance avec laquelle il a mis à notre disposition plusieurs observations que nous avons reproduites ou rédigées d'après ses notes, ses conseils éclairés, qui ne nous ont jamais fait défaut, lui assurent un droit à notre reconnaissance.

CHAPITRE PREMIER.

De la démence épileptique.

Considérée d'une manière générale, la démence ne paraît pas constituer une forme comparable à la manie, à la paralysie générale, etc. Ce n'est le plus souvent, qu'un mode de terminaison des autres formes de l'aliénation mentale. Parmi les causes qui la produisent, l'épilepsie doit être regardée comme l'une des plus importantes.

En effet, tous les auteurs qui ont étudié l'épilepsie, au point de vue de ses conséquences, ont vu que, lorsque les accès se répétaient de plus en plus, elle entraînait plus ou moins rapidement à sa suite toutes les formes de l'aliénation mentale depuis la manie et le délire partiel jusqu'à la démence la plus complète. Il est vrai de dire que la démence est de beaucoup la plus fréquente des conséquences auxquelles aboutit l'épilepsie. Ainsi sur 40 épileptiques atteints d'aliénation mentale Bouchet et Cazauvielh notent 34 déments, 5 maniaques, et un seul monomaniaque (1).

Le plus souvent la démence n'arrive que lentement; on peut suivre pendant longtemps les malades épileptiques travaillant, accomplissant toutes leurs fonctions, jouissant de toutes leurs facultés; puis les accès se rapprochent et les malades finissent par tomber en démence.

Voici du reste à l'appui de ceci quelques chiffres, des-

---

(1) *De l'épilepsie considérée dans ses rapports avec l'aliénation mentale.* (*Arch. générales de médecine,* 1825, tomes IX et X.

tinés à montrer la marche ascendante des accès chez quelques épileptiques de l'hospice de Bicêtre.

	Vel.. (Félix), 26 ans.	Néz.. (Louis), 39 ans.	Guerri.. (Achille), 37 ans.	De Bux.. (Gaston), 26 ans.
1874	»	88	»	66
1875	195	99	31	84
1876	300	117	56	204
1877	155	112	76	332
1878	250	133	85	263
1879	249	139	87	396
1880	281	175	92	461
1881 jusqu'au 30 juin . . .	116	45	48	216

La gravité des accès est en général corrélative à leur fréquence, « le péril naît moins de leur intensité que d'un excessif rapprochement qui ne permet pas aux fonctions troublées de retrouver leur équilibre ». (Delasiauve. *Traité de l'épilepsie*. Paris, 1854.)

A côté de ces cas, il en est d'autres, et c'est sur ceux-là que nous nous appesantirons, où la démence survient rapidement.

En première ligne, nous devons signaler les épileptiques chez lesquels les accès de grand mal se combinent avec les vertiges comme atteignant plus rapidement la déchéance intellectuelle, que ceux qui n'ont que des accès de grand mal, même fréquemment.

Il est d'autres cas où les facultés intellectuelles sont anéanties plus rapidement encore, c'est lorsque les vertiges se manifestent seuls ou à peu près seuls et en nombre considérable. C'est là véritablement une *forme grave* de l'épilepsie ; nous pourrions presque ajouter aiguë, car ici, comme dans certains cas de manie aiguë, la surexcitation amène un prompt épuisement nerveux.

CHAPITRE II.

Du rôle des vertiges dans la production de la démence épileptique.

Tout ce que nous venons d'avancer a déjà été signalé ; le sujet que nous allons traiter n'est donc pas nouveau ; nous ne ferons qu'apporter de nouvelles preuves à l'appui de ce qui a été avancé déjà maintes fois par les auteurs. Aussi avant de relater les faits que nous avons recueillis, rapporterons-nous les opinions émises sur ce sujet par les différents auteurs depuis Esquirol.

Esquirol, après avoir constaté l'influence bien marquée des vertiges épileptiques sur les facultés mentales, se demande comment il se fait que le vertige dont la durée est si courte, dont les convulsions sont à peine appréciables, ait une action plus funeste sur le cerveau et tue plus promptement l'intelligence que les accès complets d'épilepsie, qui sont plus violents et plus durables. (Esquirol. *Traité des maladies mentales*. Paris, 1822.)

Un des meilleurs travaux qui aient paru sur ce sujet est la thèse inaugurale de M. Calmeil, élève d'Esquirol. (Calmeil, thèse de Paris, 1824. — De l'épilepsie étudiée sous le rapport de son siège et de son influence sur la production de l'aliénation mentale.)

Dans ce travail, dû à l'inspiration d'Esquirol, M. Calmeil précise d'une manière remarquable et avec observations à l'appui, les rapports de l'épilepsie et de la démence. Aussi le mieux que nous puissions faire, c'est de rapporter ici ses propres propositions.

1° Quand le début du mal épileptique a eu lieu à un âge avancé la perte de la raison paraît moins fréquente.

2° Il est peu de malades qui soient tombés dans la démence au moment même où l'épilepsie venait se manifester pour la première fois.

3° L'influence la plus puissante pour l'anéantissement de la raison se trouve dans la réunion des accès du grand mal avec les vertiges ; la rapidité de la marche de l'aliénation est en rapport avec la fréquence et la durée des accès.

4° Le grand mal seul n'épargne pas le moral ; sa fréquence et une durée prolongée augmentent ses effets pernicieux.

5° Quand les vertiges sont très multipliés, quoique seuls, ils sont aussi actifs pour la production de la démence que les vertiges et le grand mal réunis, mais un peu moins multipliés.

6° Quand la démence est peu avancée, l'épilepsie tenant à disparaître, la raison reprend peu à peu son premier état et le sujet se trouve avec la dose d'intelligence ordinaire.

8° Chez beaucoup de sujets qui ont le mal depuis le jeune âge, l'intelligence a pu acquérir un développement complet vers les premières années, le mal ne s'étant pas montré fréquemment.

Bouchet et Cazauvielh (*Archives générales de médecine*, 1825, tomes IX et X) ont trouvé sur 33 cas d'épilepsie, suivis de démence, et où les rapports des accès avec les vertiges étaient notés avec soin, que les vertiges ont été plus fréquents dans 21 cas, moins fréquents dans 7 cas, et qu'il n'y en a pas eu, au dire des malades, dans 5 cas seulement.

Georget (*Dictionnaire en 30 vol.*, article *Epilepsie*, 1835) signale l'influence des vertiges épileptiques sur la production de la démence, en s'appuyant sur les propositions de Calmeil.

Delasiauve (*Traité de l'épilepsie*, Paris 1854) dans son remarquable ouvrage sur l'épilepsie, tout en signalant les différentes formes de l'aliénation qui peuvent en résulter, ne dit rien du rapport qu'il y a entre les vertiges et l'anéantissement de la raison.

M. Falret (*Etat mental des épileptiques, Archives de médecine*, 1860-1861) note ce fait : « Les absences et les vertiges, ainsi que l'a dit Esquirol, entraînent plus rapidement et plus sûrement l'affaiblissement intellectuel que les grandes attaques convulsives, même fréquemment répétées. » Mais il s'occupe surtout du délire épileptique, auquel il assigne deux formes, désignées par lui sous les noms de grand mal et petit mal intellectuels, par analogie au grand mal et au petit mal épileptiques. Il admet du reste que leur production est en rapport avec les grandes et les petites attaques.

Marcé (*Traité des maladies mentales*. Paris, 1862, art. *épilepsie*) mentionne également le fait, d'après ses devanciers et sans faits personnels à l'appui. « Tous les auteurs ont signalé l'influence que l'épilepsie exerce à la longue sur le degré d'énergie des facultés mentales ; la mémoire s'affaiblit, l'attention perd de sa force et de sa fixité ; le travail d'esprit devient plus difficile et la démence va chaque jour s'accentuant davantage. Esquirol et Calmeil ont précisé d'une manière inattaquable les conditions qui, chez les épileptiques, accélèrent et retardent les progrès de la démence. Chez quelques enfants épileptiques, la raison ne se développe pas, ils restent idiots ; chez d'autres, elle se développe, mais elle se perd de bonne heure. Lorsque l'épilepsie éclate après la puberté et surtout dans l'âge

consistant, la raison se perd plus lentement. Les progrès vers la démence sont en rapport avec le nombre
d'années de l'invasion de la première attaque. L'influence la plus puissante pour l'anéantissement de la raison se trouve dans la réunion des accès de grand mal
avec les vertiges. Le grand mal seul n'épargne pas
l'intelligence. Les vertiges très multipliés, quoique seuls,
sont aussi actifs pour la production de la démence que
les vertiges et le grand mal réunis, mais un peu moins
multipliés (page 41) ».

Trousseau, dans ses cliniques, ne fait que citer à ce
sujet l'article de M. J. Falret, dont nous avons parlé
plus haut.

M. Ach. Foville (*Dictionnaire de M. Jaccoud*, art.
Démence, 1869). nous dit qu'il est reconnu que les sim-
ples vertiges, lorsqu'ils sont très multipliés, suffisent,
alors même que les grands accès sont rares, pour en-
traîner la démence. Il cherche à expliquer ce phéno-
mène en disant que cela tient sans doute à ce que de
tous les symptômes de l'accès complet d'épilepsie, la
perte de connaissance est le seul qui soit évidemment dû
à une modification des hémisphères cérébraux.

M. Dagonet (*Nouveau traité élément et prat. des maladies mentales*, Paris 1876) s'exprime ainsi : « Esquirol,
dit-il, a émis cette opinion, dont nous n'avons pas eu
l'occasion de vérifier la justesse, que la tendance vers
la démence est plus directement liée à la fréquence des
vertiges qu'à celle des accès épileptiques ; les vertiges, suivant lui, auraient une influence plus active,
plus énergique sur le cerveau que ce qu'on appelle
le grand mal, ou l'accès complet (page 516) ».

Enfin nous terminerons cet exposé en donnant l'opinion de M. Bourneville sur le même sujet. « Il est généralement admis, dit-il, que cette triste complication,

la démence, survient plus promptement lorsque les accidents vertigineux, autrement dit le petit mal, se manifestent à des époques très rapprochées.

« En pareil cas, les accidents convulsifs étant même éloignés, il n'est pas rare de voir s'accentuer avec une rapidité effrayante les symptômes qui caractérisent la démence ; il s'agit véritablement d'une forme grave, aiguë en quelque sorte, de l'épilepsie (1). »

D'après cette revue des opinions des auteurs, nous voyons que c'est à Esquirol que revient l'honneur d'avoir le premier mis en évidence les rapports qui existent entre les vertiges épileptiques et la démence, l'influence désastreuse de ces vertiges sur les facultés intellectuelles. Nous voyons du reste presque tous les auteurs, qui ont mentionné le fait après lui, s'appuyer sur ses travaux et sur ceux de son élève M. Calmeil, où sont précisées d'une manière remarquable les conditions qui hâtent ou retardent la production de la démence épileptique.

____

(1) Bourneville et d'Olier. — *De la démence épileptique*. (*Archives de neurologie*, 1880, page 213.)

CHAPITRE III.

Exposé des faits,

Ainsi que nous venons de le voir par le résumé des travaux faits depuis Esquirol sur le point de l'épilepsie que nous étudions, les faits observés sont assez rares; presque tous les auteurs s'appuient sur les données d'Esquirol et de Calmeil. Dans cette partie de notre travail nous allons exposer les observations qui démontrent la réalité d'une forme grave, aiguë, de l'épilepsie vertigineuse. Toutes ces observations appartiennent à M. Bourneville ; les unes ont été déjà publiées en partie et à d'autres points de vue par MM. Leroy (thèse de Paris, 1880), et Hublé (thèse de Paris, 1881). Les autres sont inédites et ont été rédigées par nous-même d'après les notes et suivant les indications de M. Bourneville.

Dans toutes ces observations, nous allons remarquer des phénomènes particuliers, le mode de début, la distribution relative des accès, des vertiges et autres accidents épileptiques, le moment précis du commencement de la démence et enfin le mode de terminaison de la maladie avec les phénomènes qui ont pu se manifester pendant son évolution.

L'exposé de ces observations terminé, il ne nous restera plus qu'à condenser les faits que nous aurons observés pour arriver à la description des symptômes et de la marche de cette variété d'épilepsie qui nous occupe.

OBSERVATION I (1).

SOMMAIRE : *Antécédents héréditaires nuls. — Début de l'épilepsie à 10 ans. — Accès. — Vertiges. — Affaiblissement graduel des facultés mentales. — Attaques hystériques à 20 ans, — Mort dans un état de mal.*

Bourge... (Félicie), âgée de 19 ans et demi, est entrée le 14 février 1876, à la Salpêtrière (salle Sainte-Reine, service de M. le professeur CHARCOT).

Antécédents. (Renseignements fournis par les parents de la malade, le 15 février 1876). —*Père* : 51 ans, bien portant, employé de commerce, ni nerveux, ni alcoolique. [Son *père* est mort à 66 ans d'une apoplexie cérébrale ; sa *mère* est bien portante, point d'antécédents nerveux dans la famille.]

Mère : 48 ans, pas nerveuse, pas de migraines. [Son *père* est parti depuis longtemps, on sait fort peu de chose sur son compte. — Sa *mère* a 82 ans et jouit d'une santé parfaite. Pas d'antécédents nerveux dans sa famille.]

Pas de consanguinité.

Sept enfants, sur lesquels une fille, l'aînée, a eu des convulsions à six semaines ; 3 sont morts d'affections diverses, mais sans convulsions.

Notre malade, qui est la troisième enfant, est née à terme ; l'accouchement a été facile ; elle a été élevée en nourrice. Elle a marché à deux ans ; elle a parlé de bonne heure ; pas de convulsions, pas de maladies de quelle sorte que ce soit jusqu'à dix ans ; pas de vers intestinaux.

A 10 ans, un jour en revenant de l'enterrement d'une de ses jeunes sœurs, elle fit une chute sur un escalier et tomba sur la tête ; elle ne perdit pas connaissance et se releva elle-même sans trop se plaindre. Durant un mois, il ne survint rien de particulier ; un mois après regardant un jour par une fenêtre, elle fut prise tout à coup de son premier accès ; chute sans cri, sans aura ; ses yeux étaient animés d'oscillations continuelles et ra-

---

(1) Publiée en partie dans la thèse de M. Hublé, *Loc. cit.*, p. 00.

pides; elle avait perdu connaissance; en même temps, elle fut prise de convulsions toniques auxquelles succédèrent bientôt des convulsions cloniques. Cet accès ressemblait beaucoup à ceux qu'elle avait à son entrée à l'hôpital.

Un second accès survint trois mois après. Elle en a eu ainsi deux ou trois jusqu'à l'âge de douze ans, époque de l'apparition des premières règles, qui sont revenues facilement et régulièrement jusqu'à 15 ans.

De 12 à 13 ans, un an se passe sans qu'elle eût d'accès; à 13 ans, les accès reparaissent, se produisant environ toutes les deux, trois ou quatre semaines, sans aucune relation avec les époques menstruelles. A 15 ans, cessation des règles sans cause apparente; les accès se rapprochent sans cependant devenir très fréquents (tous les quinze ou vingt jours). A partir de l'année suivante, la menstruation se rétablit et aujourd'hui elle est très régulière. Les accès augmentent de fréquence; elle en a tous les trois ou quatre jours; ils reviennent tantôt le jour, tantôt la nuit; mais ils sont plus fréquents la nuit. Jamais d'aura; souvent elle crie en tombant; se mord la langue, urine sous elle; pas de selles involontaires. Souvent elle garde la bouche ouverte pendant les accès. Autrefois après l'accès, elle s'endormait d'un sommeil invincible qui durait trois quarts d'heure environ; maintenant elle ne dort plus ainsi. Pas de folie; pas d'instinct de destruction, pas de tendance au vol, pas de colères.

Jusqu'à 10 ans son intelligence était développée, elle apprenait facilement; depuis le début des accès, l'intelligence a baissé, mais d'une façon peu sensible; elle comprend très facilement, quand elle est restée quelque temps sans accès; elle travaille convenablement; mais, après ses accès, elle est un peu obtuse; sa mémoire a légèrement diminué depuis le même temps. Son caractère, qui était doux, caressant, tranquille, est maintenant quelque peu irritable. Pas de mauvais instincts, pas d'onanisme.

Depuis 1874, elle a éprouvé des vertiges qui ont duré pendant 18 mois : elle glissait de sa chaise par terre, urinait sous elle; sa face pâlissait; tout cela durait quelques secondes et passait sans convulsions

Elle a pris à cette époque jusqu'à 6 et 7 grammes de bromure de potassium par jour; à la suite de ce traitement elle a présenté et présente encore de l'acné sur le tronc. La belladonne et une hydrothérapie sans méthode n'ont amené aucun résultat.

1876, 20 février.— C'est une fille assez forte, brune, pesant 67 kilog. Elle présente de l'acné dû à l'usage du bromure potassique ; elle est bien conformée, sans trace de paralysie ; ses deux mains ont une force égale, mesurée au dynamomètre : les membres des deux côtés sont égaux ; la menstruation est régulière ; B... a un peu de leucorrhée.

La sensibilité est normale à droite et à gauche ; pas de lésions cardiaques, aortiques ou autres ; léger souffle anémique dans les vaisseaux du cou. Pouls régulier (68-72). Les organes de la respiration sont sains ; B... mange bien et ne vomit jamais.

La malade se plaint quelquefois de constriction au niveau de la gorge ; elle éprouve la sensation de la boule ; céphalalgies constrictives ; palpitations. Elle pleure facilement.

Le bromure de zinc est donné sous forme de pilules et de sirop successivement aux doses de 0.60, 0.80, 1 gr., 2 gr. 2.50. Elle suit ce traitement pendant longtemps sans amélioration.

20 novembre. — Le ventre est météorisé avec sensation de constriction à la ceinture ; la malade éprouve la sensation d'une boule qui partirait du côté droit du ventre. A dix heures et demie, elle a une *attaque d'hystérie* ; la compression pratiquée par M. Charcot montre qu'elle est ovarique droite.

1877, 25 janvier. Embarras gastrique ; suspension du traitement au bromure de zinc et purgatif. On reprend le traitement quelques jours après.

Attaques d'hystérie. — Depuis la fin du mois de novembre 1876, ont paru des manifestations hystériques indépendantes des accès d'épilepsie. Avant le mois de novembre dernier, elle n'avait jamais eu d'accidents hystériques.

22 janvier. Les *attaques* ont la forme suivante : sans cause occasionnelle connue et sans prodrome, la malade s'assied, saute et se ramasse alternativement ; elle se pelotonne sur elle-même au pied de son lit. On pratique la compression de la région ovarienne ; B... a des mouvements de déglutition répétés et une expuition fréquente. Elle rit et gémit tour à tour ; fait des déclarations aux médecins ; rit aux éclats en disant que c'est sa mère qui a convoqué un grand nombre de médecins autour d'elle. Peu d'instants après elle revient à elle et tout est passé.

22 juin. Voici la description d'une autre attaque. On venait de l'appeler pour prendre son médicament. Elle marchait difficilement en se tenant aux lits et boitant à droite. Elle s'écrie tout à coup : « Je vais être malade. » Elle s'incline lentement, tombe sur le côté droit ; une fois par terre, on constate que le corps est raide ; au bout de quelques secondes, elle se met à bavarder : « Oh ! je me sens quelque chose au cœur ; oh ! ma tête ! mon Dieu, je vais mourir.,. j'ai quelque chose dans' la tête... qu'est-ce qu'il y a là-haut ? » La face est pâle, la respiration rapide ; elle frotte son ventre. « C'est père qui est là-haut ; viens donc m'embrasser. » Elle sourit ; puis elle ajoute : « Si je montais là-haut ; le bon Dieu est si bon !... Je voudrais bien mourir. » Elle appuie sa main sur la région ovarienne droite, les jambes sont toujours raides. Elle frotte tantôt son ventre, tantôt ses cheveux et étend les bras, comme pour recevoir son père. Elle revient à elle au bout de 7 ou 8 minutes. 2 ou 3 minutes après, elle s'écrie : « C'est fini ! je n'ai plus rien. » La face, qui au moment de l'attaque s'était colorée, redevient pâle, comme à l'ordinaire.

25 *novembre.* Le traitement par le bromure de zinc est supprimé, la sensibilité cutanée est normale et égale des deux côtés l'éruption causée par le bromure de potassium a complètement disparu. Elle n'a ni boutons, ni taches sur la peau ; le voile du palais et la luette sont assez sensibles. La malade est pâle, anémique, paraît amaigrie, quoique en réalité, elle pèse encore 66 kilogrammes. On lui ordonne le traitement suivant : iodure de fer ; gymnastique ; douches froides en pluie et en jet, de 45 à 50 secondes. Ce traitement est suivi jusqu'à la fin de l'année.

1878. 9 *octobre.* Aucun traitement n'a été suivi depuis le 1er janvier. Depuis le mois d'août amaigrissement notable ; poids, 56 kilogr. Elle a des vertiges très fréquemment ; son intelligence a considérablement baissé ; depuis un mois, B... est devenue complètement gâteuse ; depuis 45 jours on est obligé de la faire manger, de l'habiller et de la déshabiller, etc. Quand on ne la surveille pas, elle se déshabille, mâche de la charpie qu'on lui fait faire. Si on la contrarie, elle se fâche, essaie de battre. Elle est complètement obtuse, ne parle pas aux autres malades ; la physionomie est hébétée, le regard sans expression. Parfois B. rit niaisement, sans motif ; presque toujours elle agite ses mains, les frotte. La marche est incertaine, titubante ; quelquefois elle se laisse tomber ; nous n'en obtenons aucune réponse ; elle essaie de parler sans y parvenir, regarde l'infirmière comme pour lui demander de fournir une réponse. La nuit, il lui arrive d'essayer de se lever ; elle cherche ses habits, regarde sous les lits des autres malades ; une fois elle a mis ses deux bas l'un sur l'autre et essayait de chausser l'autre pied avec son fichu. En un mot, elle est absolument démente.

Voici du reste la marche de ses vertiges :

1876	1877	1878	1879	1880 jusqu'en septembre.
20	8	285	520	143

Description d'un vertige. — 3 mars. Pas de prodromes, pas de cri. La malade s'affaisse sur sa chaise ; elle perd connaissance ; les pupilles sont dilatées ; la peau et la cornée sont insensibles, les bras sont à demi fléchis, rigides; les mains fermées, le pouce sur les autres doigts. Au bout de 35 secondes, la rigidité disparaît ; il ne survient pas de secousses cloniques ; la face pâlit, et reste ainsi pendant 50 secondes environ. B... urine fréquemment sous elle pendant ces vertiges.

7 *avril.* L'affaiblissement intellectuel va en augmentant de plus en plus ; elle parle à peine et quand cela lui arrive, son langage est incohérent; plus de mémoire ; elle sait le jour de la semaine; mais elle a oublié la date, l'année; elle ne sait plus son âge. Le 11, elle a eu trois attaques d'hystérie qui étaient devenues très rares; les jours suivants, elle est reprise de très fréquents vertiges. Elle est abattue et a peine à se tenir sur ses jambes.

9 *avril.* — *Attaque hystérique* : elle étend les bras et les tord ; tout le corps est rigide comme une barre ; elle pousse des cris aigus, puis se met en *arc de cercle* ; à cette attitude succède des mouvements de balancement, puis des tortillements dans lesquels le *corps roule complètement sur son axe* (1). La projection d'eau froide sur la figure ramène la connaissance. B... se plaint de douleurs dans le côté droit de l'abdomen, elle y sent des boules, des aiguilles.

La sensibilité paraît conservée des deux côtés. — Hyperesthésie ovarienne droite.

---

(1) M. Bourneville nous a cité plusieurs hystériques qui dans leurs attaques *roulent* ainsi leur corps. Il nous a fait voir un jeune garçon épileptique qui, à la suite de ses vertiges, fait exécuter à tout son corps une vingtaine de roulements sur l'axe principal. On trouvera quelques renseignements sur ce sujet dans le n° 5 des *Archives de neurologie*, p. 149.

4 septembre. — *Troubles vaso-moteurs.* On écrit le nom de « Félicie » sur la poitrine de la malade avec une pointe mousse, et en appuyant très légèrement. Après une minute, les lettres se dessinent en un léger relief blanc sur le fond d'une bande érythémateuse ; la rougeur disparaît au bout de quelques minutes ; les lignes ne s'élargissent pas ; ou bout de 10 minutes, les lignes sont plus rouges ; après 25 minutes le tracé existe encore. Le lendemain tout a disparu.

1880, 1er *mars.* — Les vertiges ont diminué ; ils ont été très fréquents toute l'année précédente. Les attaques hystériques sont rares ; la malade est incapable de manger ou de s'habiller seule ; elle reste attachée sur une chaise pour ne pas tomber. Elle ne parle plus que difficilement et ne prononce que des mots incompréhensibles. Avec peine on lui fait tirer la langue, qui ne tremble pas non plus que les lèvres. Elle est très lente pour manger. Elle est constipée habituellement. Deux petites eschares au sacrum : elle ne sait plus écrire ; pas de tremblement des mains, ni d'atrophie musculaire ; amaigrissement considérable. Elle ne peut plus marcher que soutenue des deux côtés. Les règlés ne paraissent plus depuis longtemps ; pas de leucorrhée. Elle reconnaît encore sa mère, lui sourit, mais ne peut pas lui parler ; elle rit niaisement à tout propos.

21 *mars.* — Amélioration sensible ; la malade mange seule ; elle se lève seule de sa chaise ; pas de paralysie d'aucun membre. Elle répond nettement : « Je vais très bien, monsieur ». Inégalité pupillaire ; teint clair, rose ; figure plus remplie. Mictions toujours involontaires ; pas de selles. Ses deux ulcérations du sacrum sont cicatrisées. Le raisonnement est plus juste et l'intelligence plus ouverte ; elle rit en entendant raconter les propos qu'elle a tenus précédemment. Cette amélioration se maintient tout l'été.

27 *octobre.* — Elle est prise tout à coup d'un *état de mal épileptique* : 8 accès et un vertige.

28 *octobre.* — 10 accès. T. R. 37°,8 matin et soir.

29 *octobre.* — 10 accès. T. R. 38°,2.— Soir : 38°,6.

30 *octobre.* — 30 accès. T. R. 37°,6. — Soir : 38°8.

31 *octobre.* — 27 accès. T. R. 38°,9. — Soir : 39°,9.

1er *novembre.* — T. R. 40°,3. La malade meurt dans la nuit sans accès, mais dans le collapsus le plus profond et avec une fièvre intense. Mort à 11 heures.

AUTOPSIE. — Aucune lésion appréciable ; si ce n'est une

congestion assez prononcée des méninges; il n'y a aucune adhérence. Les cornes d'Ammon sont saines; congestion hypostatique des poumons. Tous les autres organes sont sains.

L'observation de cette malade est très intéressante à beaucoup de points de vue. D'abord, nous y trouvons des descriptions précises des accès et des vertiges épileptiques, tâche entreprise depuis bientôt dix ans par M. Bourneville; elle nous fournit aussi un exemple de la coexistence de l'hystérie et de l'épilepsie chez la même malade; mais ici les attaques d'hystérie ne s'y sont montrées que d'une façon transitoire; l'hystérie a joué le rôle d'une maladie incidente et c'est tout.

Nous devons faire remarquer que les facultés ont *légèrement* baissé sous l'influence des accès de grand mal; mais cet affaissement intellectuel est devenu très appréciable lorsque les vertiges, la plus grave des manifestations épileptiques, sont devenus de plus en plus fréquents. Alors les facultés intellectuelles ont baissé rapidement et la malade est tombée en démence. C'est là un beau spécimen de cette forme grave de l'épilepsie sur laquelle nous essayons d'attirer l'attention.

Nous devons enfin signaler la mort de la malade dans un *état de mal épileptique*. Nous donnerons une description rapide de cet accident épileptique dans le chapitre Symptomatologie, de notre travail.

Un dernier point à mentionner, c'est l'absence totale de lésions appréciables à l'autopsie.

OBSERVATION II (1).

SOMMAIRE : *Antécédents ; alcooliques, aliénés et scrofuleux dans la
famille. — Vertiges à 13 ans. — Premier accès à l'époque des premières règles. — Disparition des crises au mariage. — Réapparition
à l'âge de 27 ans. — Vertiges très fréquents. — Démence. — Mort
dans un état de mal.*

Lam... (Eugénie), 45 ans, est entrée à la Salpêtrière (service
de M. CHARCOT) en 1874.

Père, 74 ans, bien portant : son père est mort alcoolique; un
frère est aliéné.

Mère, 69 ans, légèrement rhumatisante; sa mère avait des
crises d'hystérie et a eu un accès de folie. Accidents scrofuleux
chez les frères et sœurs.— Pas de consanguinité.

Notre malade est née à terme; elle a été élevée au biberon; à
1 an, elle a eu des convulsions qui ont duré une heure ; elle a
marché et parlé de bonne heure. Aucune maladie de 5 à 14 ans.
Mise en apprentissage, comme blanchisseuse, elle fut un jour
vertement réprimandée pour avoir volé un sou ; le soir, chez
elle, entendant frapper à la porte, elle crut que c'était sa maî-
tresse qui venait prévenir sa mère de sa peccadille et perdit connaissance. Un mois après, on remarqua qu'elle avait des absences.

Ce n'est qu'à l'époque de l'apparition de ses premières règles
qu'elle eut son premier accès. De 16 à 17 ans, accès presque
toutes les semaines ; elle tombait brusquement, perdait connaissance, ses membres devenaient raides; elle écumait, se mordait
la langue, urinait sous elle.

De 17 à 21 ans, elle fit un premier séjour à la Salpêtrière. Elle
en sortit n'ayant plus d'accidents.

Mariée à 23 ans, elle eut 2 enfants ; 1º une fille, âgée aujour-
d'hui de 20 ans, un peu chlorotique, mais sans accidents nerveux ; 2º un garçon, mort à 9 jours, on ne sait de quelle maladie,
mais sans convulsions.

---

(1) Publiée en partie dans la thèse de Hublé, d'après les notes
de M. Bourneville.

De 21 à 27 ans, elle n'aurait pas eu d'accès. Mais à 27 ans, à la suite d'une contrariété, elle fut prise subitement d'un accès; et pendant deux ans, ils reparurent tous les 8 ou 15 jours, quelquefois au nombre de 2 ou 3 dans la même journée.

Elle est entrée à la Salpêtrière pour la seconde fois, à l'âge de 29 ans (décembre 1858).

De 1860 à 1877, les accès et les vertiges ont présenté la marche suivante :

ANNÉES.	ACCÈS.	VERTIGES.
1860.	118	»
1861.	70	»
1862.	241	4
1863.	469	25
1864.	184	»
1865.	168	»
1866.	161	»
1867.	66	18
1868, ...	211	7
1869.	153	14
1870.	57	368
1871.	17	414
1872.	47	16
1873.	48	42
1874.	47	161
1875.	61	546
1876.	44	705
1877 jusqu'en juillet	26	227

Pendant ses vertiges, la malade étant, par exemple, occupée à faire de la charpie, glisse de sa chaise et tombe à terre; elle urine souvent sous elle involontairement, pendant ses crises. Puis, après 30 secondes, elle revient à elle et paraît tout étonnée.

L'intelligence a manifestement baissé depuis 1870, et si on se reporte au tableau des accidents épileptiques, on voit que les vertiges, qui étaient rares avant, sont devenus alors très fréquents. Elle est lourde et toujours comme hébétée; elle parle peu, est de moins en moins communicative; la parole est lent sans être embarrassée; la mémoire est affaiblie; d'une façon générale, ses facultés mentales ont considérablement baissé ; elle est démente.

1877. 10 *juillet*. Après avoir eu les jours précédents quelques

vertiges, elle est prise brusquement d'un état de mal épileptique. De dix heures à midi, 4 accès. De une heure à quatre heures,
3 accès. De quatre heures à cinq heures, 6 accès. De cinq heures
à huit heures et demie, 12 accès. Pendant son dernier accès, le
vingt et unième depuis une heure, elle a rendu un peu de sang
par la bouche. La température au moment de la mort est de 40°.

Autopsie (faite le lendemain). Injection du cerveau et des méninges ; pas d'adhérences ; la corne d'Ammon gauche est un
peu indurée à son extrémité antérieure. Congestion hypostatique des poumons. Les autres organes sont sains.

D'après le tableau des accès et des vertiges nous
voyons que, de 1860 à 1870, on constate presque seulement des accès et pas de vertiges. En 1870, les vertiges
deviennent de plus en plus nombreux, les accès diminuent ; la démence s'établit dans l'année. Ce que
n'avaient pu faire les accès, même en nombre considérable (469 en 1863), les vertiges l'ont produit avec une
rapidité surprenante. Le tableau montre qu'à partir de
1870 les accès ont considérablement diminué, ils ont
suivi une marche absolument inverse de celle des
vertiges.

Un fait que nous retrouvons dans d'autres observations
et qu'il est bon de noter avec soin, c'est la marche des
accidents épileptiques, qui, dès le début de l'affection, se
montrent par séries. Ce fait pouvait presque faire prévoir
la fin de la malade dans un état de mal. Ici, les accès,
qui relativement s'étaient éloignés, ont reparu un jour
brutalement sous forme d'état de mal et ont emporté la
malade en quelques heures.

Observation III (1).

Sommaire. — *Antécédents : père apoplectique et sourd. — 19 frères et sœurs morts de convulsions. — Frère faible d'esprit. — Premier accès à 11 ans consécutif à une peur. — Crises hystériques. — État de mal à différentes reprises (symptômes; accès subintrants hémiplégie; contracture, élévation de la température, etc.) — Vertiges fréquents, démence rapide. — Mort dans un dernier état du mal.*

Borg... Louise, âgée de 22 ans (en 1873), est entrée à la Salpêtrière le 1er mai 1865 (service de M. Delasiauve), c'est là que M. Bourneville l'a vue pour la première fois en 1866 et a continué son histoire dans le service de M. Charcot, où elle est passée en 1870.

Antécédents : Renseignements fournis par sa mère (16 décembre 1866). — *Père*, mort à 66 ans d'une apoplexie pulmonaire ; il était sourd ; pas de névropathiques dans sa famille. *Mère*, bien portante ; elle n'a jamais eu d'accidents nerveux. — Pas de consanguinité.

23 enfants en 23 couches ; 19 sont morts avant l'âge de 5 ans et presque tous de *convulsions* au moment de la dentition. Des 4 enfants restants deux sont bien portants. Le troisième est un garçon bizarre, faible d'esprit, coléreux. Soldat, il a été condamné à mort pour insultes envers un de ses chefs et sa peine a été commuée en 10 ans de travaux publics.

Notre malade est le quatrième enfant de la famille. Elle est venue à terme après une bonne grossesse. Elle a marché à neuf mois ; à 2 ans et demi, elle a eu la coqueluche et quelques *convulsions*; croûtes dans les cheveux vers 10 ans et glandes, qui ont suppuré et laissé des cicatrices sur le cou. Elle n'aurait parlé convenablement qu'à 5 ans ; elle urinait au lit jusqu'à plus de 2 ans. Son intelligence était peu développée ; elle apprenait difficilement. Le premier accès serait survenu à 11 ans pendant la nuit et après une *peur* éprouvée à la suite d'une dispute entre son père et son frère. A 12 ans, les accès sont devenus plus

---

(1) Publiée en partie dans la thèse de Leroy.

nombreux; ils n'auraient pas exercé une action marquée sur l'intelligence; mise en apprentissage comme brunisseuse, B... était bonne ouvrière.

Quand elle est entrée à la Salpêtrière (1865), elle avait des accès environ 3 fois par semaine, et 8 ou 10 dans chacune de ces séries. Ces accès étaient diurnes et nocturnes. Les convulsions étaient assez violentes, avec écume à la bouche; le plus souvent ces accès étaient suivis d'assoupissement. Le caractère de B..., ordinairement doux, devenait assez souvent méchant après les accès.

A côté des accès épileptiques francs survenaient de petites séries de *crises hystériques*, au nombre de 2 ou 3 par jour. B... pousse des cris violents, se plaint de douleurs horribles; ses membres sont lancés de droite à gauche; le bassin est projeté en avant; puis surviennent des pleurs et une sensation de boule.

1873. 16 *octobre*. La malade a eu dans la nuit précédente 16 accès; le 17, on en compte 4; le 18, 3 dans la nuit. Les jours suivants, elle a encore des accès et des hallucinations consécutives. Dans la nuit du 19 au 20, 16 accès et 3 vertiges. Le 20 *octobre* matin, 4 accès et 3 vertiges. Le 21, 8 vertiges dans la journée et 6 dans la nuit; elle n'a pris qu'un potage, n'a pas dormi, se plaint d'étouffer et parle seule.

Les choses durent ainsi jusqu'au 23 octobre en s'améliorant; puis tout rentre dans l'ordre.

Du 10 *novembre* 1873 au 10 *mai* 1874, on administre par jour 6 gr. de bromure de potassium. On note quelques accès au début; mais les vertiges deviennent de plus en plus fréquents.

1874. A partir du 10 *mai*, B... ne prend plus de bromure; le 20, elle a 2 accès; — le 21, 1; — le 24, 1 accès et 3 vertiges; — le 25, 4 accès; — le 28, 13 accès. Le 30 *mai*, on emploie le bromure de camphre dont on augmente progressivement la dose.

1er *juin*, 6 accès; — 2 *juin*, 10; — 3 *juin*, 5; — 5 *juin*, 5 accès; l'agitation persiste jusqu'au 20 juin; à plusieurs reprises on doit lui mettre la camisole de force.

20 *juin*. Les accidents paraissent se calmer; l'excitation diminue; l'appétit devient bon; les muqueuses se colorent; le sommeil n'est plus troublé pendant la nuit. Poids 63 kilog.

25 *août*. Les accès reparaissent; B... en a eu 15 dans la journée; e 26, 11 accès; vomissements bilieux, congestion de la face tupeur, pas d'agitation, pas de cris, constipation.

27. L'hébétude persiste, les pupilles sont un peu dilatées. On continue à augmenter les doses de bromure de camphre qui déterminent une amélioration.

Poids le 10 septembre. . . .   62 kilog.
Poids le 5 décembre . . . .   65 kilog.

1875. 17 *janvier*. La malade est prise subitement d'accès nombreux; vers 9 heures, elle en a un premier; de 9 à 11 h., on en compte 12, de 11 h. à 3 h. 66. On lui applique 12 ventouses scarifiées sur la poitrine, des sinapismes aux jambes et on prescrit un lavement purgatif; jusqu'au lendemain à 11 h. point d'accès. La nuit est très agitée.

Le matin 18 *janvier*. La figure est chaude, les conjonctives injectées, hébétude. P. 96 ; T. V. 37°,9; sulfate de quinine 0,50 en lavement.

Le lendemain la malade est plus calme; deux accès dans la nuit du 22 au 23; un accès avec incontinence d'urine dans la nuit du 23 au 24. L'intelligence est revenue; le matin, B..., est souriante. Dans la journée, elle cause longtemps avec sa mère qui est venue la voir.

État de mal. Dans la journée du 24 janvier, elle a eu des étourdissements légers, mais très fréquents. A 9 h. 1[4 du soir on note un premier accès, suivi d'autres si fréquents qu'on en compte 102 jusqu'à 1 h. du matin. A partir de ce moment, ils deviennent subintrants, on ne peut plus les compter. Des ventouses sèches et scarifiées n'ont rien produit, pas plus que deux lavements purgatifs. Les crises ont continué jusqu'a 9 h. du matin aussi rapprochées.

9 h. du matin T. R. 41°,9.

25 *janvier*. 10 h. du matin. B... est couchée sur le dos, immobile pâle, chaude, sans sueurs; les paupières fermées; les yeux portés en haut et en dehors; les globes oculaires sont animés de nystagmus. Les conjonctives sont hyperémiées; la commissure labiale est tirée à droite; le sillon naso-labial gauche semble effacé. Le membre supérieur droit est inerte et insensible; il en est de même pour le membre inférieur droit. P. petit, mou, régulier, 120; T. V. 39°,8. (Huile de croton, lavement avec 0,50 de sulfate de quinine; glace, sinapismes; inhalations d'*ammoniaque*. — Soir à 5 h.: P. 120; R. 28 ; T. V. 38°,5. — La malade a eu des selles abondantes et involontaires; elle se trouve toujours

dans le même état de collapsus. A 9 heures, 0,50 de sulfate de quinine.

26 *janvier*. La nuit a été bonne, sans agitation et sans cris. La malade remue les bras ; quelques couvulsions de la face. La température et le pouls sont revenus à la normale; la malade présente quelques contractures dans les membres. Les urines recueillies par la sonde sont claires et peu colorées; elles ne contiennent ni sucre, ni albumine. Lavement purgatif. Lavement avec sulfate de quinine.

27. Durant la nuit, B... a eu 9 accès, dont 5 de dix à onze heures et 4 à de longs intervalles. Dans l'intervalle des accès, elle présente les mêmes symptômes que la veille. Elle est immobile dans son lit, remuant à peine la tête et les membres. Les jambes sont immobiles. Elle fait entendre quelques plaintes, mais ne prononce aucune parole.

28. De huit heures du soir à cinq heures du matin, 21 accès. T. V. 38°,4. Mêmes symptômes. L'après-midi, de une heure et demie à trois heures, on observe une nouvelle série de 27 accès. P. 138 ; T. R. 39°,6. 10 gouttes de *nitrite d'amyle* ne produisent pas d'effet.

29. Les accès ont disparu; on ne note plus que quelques convulsions des yeux et des paupières. T. V. 39°,2.

30. Nuit assez bonne; sueurs abondantes et chaleur intense. T. V. 40°. Conjonctives injectées ; muguet sur la face interne des joues. Glace sur la tête; lavement au sulfate de quinine; julep avec 8 gouttes d'ammoniaque.

31. Nuit tranquille. T. R. 39°,5, nombreux vertiges depuis le matin.

1er *février*. Sommeil paisible, troublé par de fréquents vertiges. Pendant la visite, à dix heures du matin, B... a un vertige. Elle porte la face en haut et à droite avec quelques convulsions des yeux ; le tout dure 5 ou 6 secondes et sans convulsions des membres. Actuellement le visage est coloré; les pupilles normales ; la conjonctive droite injectée avec quelques points ecchymotiques. La langue est propre et humide ; le muguet a diminué sous l'influence de l'administration du chlorate de potasse. La malade semble revenir à elle; elle ouvre les yeux, comprend un peu. La motilité et la sensibilité ont reparu aux membres supérieurs ; elles restent moindres aux membres inférieurs. La température est revenue à la normale. A partir de ce jour, les accidents diminuent et l'état de L. B... s'améliore tous les jours.

Elle recommence à parler, mange seule; toutes les facultés se rétablissent. Mais, à partir de son état de mal, elle est prise très fréquemment de vertiges. Les yeux se convulsent tout à coup en haut et à droite ; la face se porte du même côté tout entière; le pouls devient plus rapide ; puis tout passe au bout de dix secondes.

8 mars. On remarque alors que les facultés intellectuelles ont considérablement baissé. Elle rit sans motifs et niaisement ; les yeux sont hagards ; les pupilles normales et dilatées; la parole embarrassée. L'embarras est tel qu'on a souvent peine à la comprendre. Il n'y a pas de tremblement des lèvres, ni de la langue. La mémoire est diminuée sans être abolie, puisque B... sait le jour où on est et se souvient des visites qu'elle a reçues dans la semaine. Elle marche seule, mais avec difficulté.

Dans la nuit du 5 au 6 mai, B... a un état de mal passager, on note un accès d'épilepsie, mais surtout de très fréquents vertiges. Du 6 au 7 mai pendant la nuit, 93 vertiges. Du 7 au 8, 50 vertiges et 2 accès. Les vertiges ont toujours les mêmes caractères; convulsions des yeux et de la face; dilatation des pupilles ; pas de convulsions des membres.

Du 8 au 9 *mai*, 18 vertiges. Du 9 au 10, 9 vertiges.

Le 10. Louise B... est beaucoup mieux, elle essaie de causer, mais l'embarras de la parole semble avoir augmenté; son regard brillant, égaré exprime la violence. Elle profère souvent des injures. 17 vertiges.

Le 11, 16 accès, de huit heures du soir à six heures du matin. A onze heures, 2 accès d'une durée de trente à quarante secondes avec rigidité, secousses cloniques et ronflement. Le soir de cinq à sept heures, 5 accès. P. 120, T. V. 38°.

Le 12, 13 accès. Le 13, 9 accès.

A partir de cette date, on ne note plus rien de particulier dans l'état de la malade pendant quelques mois; les accès et les vertiges ont diminué de fréquence; on continue le traitement par le bromure de camphre.

Dernier état de mal, 146 accès en trois heures et demie. Mort. Dans les cinq premiers jours de décembre, on ne note rien de particulier. Les 6, 7, 8 et 9 on enregistre quelques accès et vertiges.

10 décembre. Dans la matinée, on compte 3 accès, mais à partir de quatre heures, ils se montrent par séries. De quatre heures à dix heures du soir, la malade a 57 accès. De dix heures à six heures du matin, 18 accès. De six heures à neuf heures,

29 accès. Pendant ce temps, la température monte et le 11 décembre au soir, le thermomètre donne 40°,7 dans le vagin.

Description d'un accès. — Tous les accès se ressemblent ; ils débutent sans cri ; la tête se porte à gauche, les yeux se convulsent en haut et à gauche, les pupilles se dilatent, les bras se raidissent ; puis à cela succède quelques convulsions des paupières, des muscles, des joues, des lèvres et des membres. Enfin l'accès se termine par une période stertoreuse, la malade étant toujours dans le coma. Dans certains accès les secousses cloniques sont plus accentuées. Dans l'intervalle des accès la malade reste étendue sur son dos dans un état de résolution complète.

De 11 h. à 2 h. 1/2, 5 accès. La mort arrive à 6 h. du matin le 12 décembre. La température rectale est à 42° 4.

Autopsie. — A l'autopsie on ne trouve, comme lésion cérébrale, qu'une petite tumeur dure, superficielle, grosse comme un pois, et siégeant au niveau du passage de la 3e circonvolution frontale droite au-dessus de la branche verticale de la scissure de Sylvius. Tous les autres organes sont sains.

Dans cette observation nous avons à noter que les facultés intellectuelles sont restées à peu près saines pendant longtemps. Elles se sont maintenues au même niveau tant que les accès se sont produits seuls. Ce n'est qu'après les accès sériels d'octobre 1873, que, les vertiges étant devenus très fréquents, l'intelligence a commencé à baisser. Toutefois cet affaiblissement étai peu considérable jusqu'à la fin de 1874. En janvier survient un état de mal ayant offert une gravité considérable ; la malade guérit, mais à la suite elle est prise de vertiges qui se succèdent très fréquemment ; la déchéance intellectuelle fait des progrès très rapides et en peu de temps la malade est frappée de démence ; c'est là, comme l'ont fait remarquer MM. Charcot et Bourneville, une forme grave et aiguë de l'épilepsie.

Cette observation est encore curieuse à d'autres points de vue, que nous devons mentionner quoique ne rentrant pas absolument dans notre sujet. C'est d'abord la description des accès et vertiges qu'a eus la malade, et puis surtout celle des états de mal épileptique, auxquels elle a fini par succomber. Nous y voyons nettement dessiné la *période prodromique;* puis une seconde *période, dite convulsive,* caractérisée par une succession très rapide des accès, et en dernier lieu *une période méningitique* pendant laquelle la malade est plongée dans le coma et dans laquelle aussi on note un certain degré d'hémiplégie. Dans le dernier état de mal le coma se termine par la mort. Nous devons enfin signaler la marche des accès, survenant par séries, longtemps avant l'apparition de l'état de mal; cette distribution des accés a une importance grave au point de vue du pronostic.

OBSERVATION IV (inédite).

SOMMAIRE. — *Antécédents.* — *Consanguinité.* — *Frère épileptique.* — *Premiers accidents épileptiques à seize ans.* — *Vertiges excessivement fréquents.* — *Démence.* — *Mort.* (Obs. rédigée d'après les notes de M. BOURNEVILLE.)

Sab... Marie Léonie, âgée de 17 ans, est entrée le 9 octobre 1877 à la Salpêtrière (service de M. CHARCOT.)

Renseignements fournis par la mère (16 octobre 1877). *Père,* 44 ans, emballeur ; il se porte habituellement bien ; il fait quelques accès de boisson. Il est sujet à des maux de tête qui lui donnent des éblouissements et dans ces moments il a de la tendance à la paralysie, il peut à peine mouvoir un de ses bras ; il est enclin à la colère ; son père est mort à 76 ans sans être ni dément ni paralytique ; sa mère est morte d'une tumeur abdominale sans accidents nerveux ; un frère vit et se porte bien ; ni aliénés ni épileptiques, etc., dans la famille.

Mère, 39 ans, bien portante ; souffre quelquefois de maux de tête qui durent un jour à peu près, sans caractère de migraine : jamais elle n'a eu d'attaque de nerfs ; un frère est mort à 29 ans d'une affection du cœur, un autre frère se porte bien. Elle a cinq sœurs qui se portent généralement bien ; l'une d'elles dont la conduite est mauvaise est sujette à des attaques de nerfs. Aucun autre membre de la famille n'aurait eu d'accidents nerveux.

Consanguinité : Le père et la mère de la malade sont cousins issus de germains. Cinq enfants : 1° Un garçon qui est mort à Bicêtre à l'âge de 18 ans 1/2 ; il était devenu dément à la suite d'accès épileptiques qui avaient paru à 12 ans ; il ne pouvait plus bouger du lit et était devenu gâteux depuis longtemps 2° Notre malade. 3° Une fille, âgée de 15 ans, bien portante, mais sujette à des maux de tête qui reviennent souvent, durent un jour et s'accompagnent de vomissements. Pas de convulsions. 4° Une fille, âgée de cinq ans 1/2, bien portante ; elle a eu quelques convulsions à 3 semaines. 5° Un garçon, âgé de 20 mois, bien portant, pas de convulsions.

Notre malade est née à terme après une grossesse heureuse ; l'accouchement s'est fait dans de bonnes conditions et sans intervention. Elle a été élevée au sein par sa mère jusqu'à 14 mois ; elle a parlé et marché à un an ; elle était propre de bonne heure ; à différentes reprises, elle a eu des ophtalmies, mais jamais d'otite, ni de croûtes dans les cheveux. A trois ans, rougeole. Sab... apprenait facilement, elle avait beaucoup de mémoire ; elle sait du reste lire et écrire convenablement. De cinq à douze ans, elle a habité la compagne ; jusqu'à 16 ans elle s'est bien portée, elle était cartonnière et travaillait bien.

A 16 ans, elle aurait commencé à avoir des *étourdissements* revenant tous les deux ou trois jours ; pendant ces étourdissements, elle pâlissait, s'asseyait, et ne voyait plus clair, puis c'était fini.

A 16 ans 1/2, apparition des premières règles ; un mois plus tard, par conséquent à l'époque de leur retour, elle alla voir son frère à Bicêtre et fut vivement impressionnée par cette visite. Huit jours après, les règles n'étant pas encore revenues, elle eut *un premier accès* ; un second accès revint au bout d'un mois et un troisième le mois suivant. Les règles n'ont reparu que quatre mois après leur première apparition ; depuis elles ont été assez régulières. Les accès apparaissent avant ou après ; ils sont diurnes et nocturnes. Depuis 6 mois les accès seraient devenus plus fréquents ; S... tomberait presque tous les jours.

Description des accès. Environ une journée avant les accès, elle se plaint de douleurs dans le ventre, d'avoir quelque chose qui lui remonte à la gorge, elle étouffe ; elle a des secousses. Immédiatement avant l'accès, pas d'aura. Elle tomberait toujours en avant. Au début de l'accès, cri ; la chute est instantanée, aussi s'est-elle blessée plusieurs fois (tête, face). La perte de connaissance est complète ; les membres et le corps tout entier se raidissent ; puis bientôt surviennent les secousses cloniques, les bras se retournent, S... écume, se mord la langue et a souvent des évacuations involontaires ; stertor. L'accès fini, elle tombe dans un profond sommeil dont elle ne sort qu'au bout de 2 ou 3 h.

Sab... est devenue très susceptible, colérique, violente même, tandis qu'avant elle était douce et calme. Sa mémoire a un peu diminué, quoiqu'elle se rappelle encore bien son enfance ainsi que les faits les plus récents ; le sommeil est bon ; elle ne travaille plus depuis un an. Constipation habituelle ; pas d'onanisme.

Etat actuel, octobre 1877. Taille 1 m. 50 ; poids, 49 kilog. Système pileux noir et abondant. Tête grosse, front bas, déprimé sur les côtés ; partie inférieure de la face développée ; bouche large, lèvres épaisses ; dents bien rangées, palais symétrique. Appétit ordinaire, elle mange malproprement, bave pendant le repas. Le ventre est sensible à la pression surtout dans la région ovarienne. La sensibilité est normale des deux côtés. Durant cet examen, Sab... est agitée de temps en temps de secousses dans les membres supérieurs, elle a, de plus, des frémissements dans les muscles de la face.

18 oct. A onze heures et demie du matin, elle se met à sangloter en s'écriant : « J'étouffe, oh, j'étouffe ! » Quand elle a cessé de pleurer, la face, qui était colorée, pâlit ; la respiration se précipite ; au bout d'une minute, elle étend les bras et les jambes en disant : « Oh, mes jambes ! » Puis, elle est prise de mouvements de déglutition, de frémissements dans les lèvres ; les yeux sont convulsés en haut et à droite ; les jambes sont toujours raides ; de temps en temps elle a des secousses ; néanmoins elle comprend bien ce qu'on dit. *La compression du cou* arrête tous ces phénomènes, moins le frémissement des lèvres, (crise hystériforme) (1).

---

(1) M. Bourneville nous a cité plusieurs cas dans lesquels ce mode de compression avait été employé avec succès, soit par les auteurs, soit par lui-même. Entre autres, il nous a cité le cas de Marescot qui, à maintes reprises, arrêta les attaques d'une hystérique célèbre, Marthe Brossier (1599).

27 *novembre*. A la visite elle est prise d'une secousse subite suivie d'un vertige. La tête se porte en arrière, les paupières se ferment, il y a quelques frémissements dans les muscles des tempes et du front ; puis les 4 membres se raidissent, la face devient rouge, elle reste comme hébétée pendant quelques secondes et tout rentre dans l'ordre.

La sensibilité est intacte des deux côtés ; l'examen des yeux, fait par M. Galezowski, montre que le grand droit supérieur gauche est contracturé, la pupille gauche rétrécie ; la pupille, gauche présente une anomalie caractérisée par une zone radiée, blanchâtre au côté externe.

19 *décembre*. Etourdissements : elle est assise, elle s'étend sur sa chaise ; les bras sont dans la résolution, la tête étendue, les pupilles dilatées, la respiration fréquente ; elle a quelques petites secousses.

20 *novembre*. A deux reprises différentes, S... a des secousses qui agitent tout son corps.

Les vertiges deviennent de plus en plus communs, les secousses se montrent aussi excessivement fréquentes, soit *isolées*, soit *compliquant* les *vertiges*.

Le tableau suivant donne une idée approximative de la fréquence relative des accès, des vertiges et des secousses pendan son séjour à la Salpêtrière.

	1877		1878			1879			1880		
	A	V	A	V	S	A	V	S	A	V	S
Janvier . .			3	6	220	8	29	848	8	13	1061
Février . .			5	»	210	9	18	774	13	7	1005
Mars . . .			4	3	226	4	17	935	9	1	1089
Avril . . .			7	»	396	6	37	903	10	»	1562
Mai. . . .			13	»	537	6	21	910			
Juin . . .			»	1	165	10	8	1035			
Juillet. . .			3	»	713	8	13	1038			
Août . . .			7	1	803	9	9	1087			
Sepfembre			5	1	684	11	7	1054			
Octobre . .	5	6	6	»	6`0	11	15	1053			
Novembre.	4	17	6	1	704	8	20	1032			
Décembre.	3	13	7	9	868	18	25	1017			

Les vertiges ici notés sont ceux qui se sont produits seuls, les secousses innombrables que nous y voyons sont presque toujours accompagnées de vertiges, car la malade perd connaissance pendant un court instant.

1880. 9 *Mai*. Depuis la fin d'avril, la malade décline; elle pleure fréquemment sans pouvoir en dire la cause; elle ne peut plus parler, elle ne marche plus seule depuis près d'un an; on est obligé de la faire manger, elle bave abondamment et est devenue complètement gâteuse. Elle a considérablement maigri depuis un an; la face est pâle, les paupières demi-closes, le regard éteint. Elle n'a pas été réglée depuis juillet 1879. Les secousses sont devenues à peu près incessantes durant la veille, pendant le sommeil elles disparaissent. Ces secousses portent, tantôt sur une partie du corps, tantôt sur une autre; elles siègent dans les muscles du cou, de la face et des membres. Elles sont semblables à des contractions électriques. Sab... a toujours de la tendance à s'incliner sur le côté gauche; elle reste assise et maintenue sur un fauteuil, car sans cela elle tomberait.

Quand elle est au lit, les secousses sont les mêmes, aussi fréquentes; les jambes sont légèrement fléchies et contracturées, le réflexe rotulien est exagéré; du reste S... est complètement inconsciente de ce qu'on lui fait.

10 *mai*, matin. T. R. 38°.— Soir : T. R. 39°,2.

11 *mai*, matin. T. R. 40°,2.— Soir : T. R. 38°,8.

12 *mai*, matin. T. R. 39°,4. L'affaiblissement est le même, la malade est couchée, les joues sont rouges et chaudes. Secousses fréquentes des muscles de la face; les vertiges sont aussi fréquents. Les accès d'épilepsie sont maintenant dénaturés, ils commencent sans cris par des secousses, qui sont suivies d'une rigidité générale; la malade se cyanose, puis tombe dans le coma; elle a ordinairement des évacuations involontaires. La température rectale continue à se maintenir entre 38°5 le matin et 39°,5 ou 40° le soir. Sab... continue à s'affaiblir de plus en plus et meurt dans cet état de déchéance profonde à la fin de mai 1880.

Autopsie. *Moelle* : La pie-mère est très vasculaire; à l'œil nu, les coupes ne présentent rien de spécial.

Tête : Le cuir chevelu est très adhérent au crâne, qui, lui-même, est d'une épaisseur moyenne, peu résistant d'ailleurs. La dure-mère ne présente pas d'adhérences avec le crâne, ni d'épaississement. La pie-mère offre une congestion veineuse très marquée à droite et qui tranche sur la vascularisation normale du côté gauche. Pas de fausses membranes, ni d'adhérences anormales des méninges ; la surface du cerveau est régulière, on y trouve des plaques de ramollissement.

La corne d'Ammon ne présente pas d'indurations ni à droite ni à gauche ; à l'ouverture des ventricules, on trouve une légère exagération du liquide intra-ventriculaire ; l'ouverture du prolongement sphénoïdal du ventricule latéral droit permet de constater la congestion très prononcée de sa paroi externe de la corne d'Ammon et comme une série de petits ramollissements miliaires de cette paroi, il en est de même à gauche. Les différentes coupes du cerveau ne montrent rien de spécial. *Bulbe :* pas de lésions.

Reins, foie, cœur : rien. — *Poumons :* tubercules à gauche, rien à droite.

Nous voyons dans cette observation la maladie débuter par des vertiges ; à ces phénomènes succèdent bientôt des accès de grand mal que nous devons signaler tellement ils sont typiques. Ce que nous devons encore mentionner, c'est cette quantité innombrable de secousses, de convulsions partielles, compliquées de vertiges qui ne laissent pas, pendant l'état de veille, un instant de repos à la malade. C'est sous la double influence des vertiges et de ces secousses que la raison a disparu avec une grande rapidité et que l'épuisement physique est survenu ; en effet la malade, devenue entièrement démente, n'est point morte comme dans les autres cas d'un état de mal épileptique ; elle a succombé à l'affaiblissement graduel de tout son organisme, à l'aboutissant de la misère physiologique, la tuberculose dont l'évolution a suivi une marche aiguë.

Nous devons en dernier lieu signaler un point particulier de l'autopsie, c'est l'état des cornes d'Ammon.

Observation V.

Sommaire. — *Idées de persécution.* — *Epilepsie.* — *Vertiges.* — *Démence.* — *Mort* (1).

Gail... (Marie), 45 ans, est entrée à la Salpêtrière, le 27 avril 1874 (service de M. Delasiauve, suppléé par M. Bourneville.)

Antécédents. Ni aliénés, ni épileptiques, etc., dans la famille. La maladie a débuté en janvier 1874, à la suite d'une émotion, causée par un vol, dont elle a été victime. A compter de ce jour, les idées se sont dérangées ; partout elle voyait des voleurs ; elle mettait des doubles serrures, des cadenas et disait, malgré cela, qu'on la volait ; elle criait « aux voleurs, » et montait sur les toits pour les chasser. C'est dans un de ces accès de divagation qu'étant descendue en chemise dans la rue, elle a été arrêtée et conduite à Sainte-Anne. Pendant tout le temps qu'elle a passé à Sainte-Anne, elle aurait eu des *accès d'épilepsie.* Mais à partir de son entrée à la Salpêtrière, elle n'a plus eu que des *vertiges.*

1878. La malade est complétement démente et gâteuse ; elle se tient recoquevillée dans un fauteuil, les membres fortement fléchis, les talons sous les fesses. Les membres supérieurs sont également dans la flexion, on note une raideur générale des articulations. La parole est depuis longtemps abolie. La malade balbutie à peine son nom. Elle s'est amaigrie progressivement ; des eschares lui sont venues au niveau du sacrum et des grands trochanters ; les extrémités inférieures sont œdématiées ; elle a fini par mourir le 2 juillet 1878 dans la plus profonde dégradation intellectuelle et physique.

Cette observation nous présente quelques points curieux à mentionner. Nous voyons en effet cette femme, atteinte de la manie des persécutions après une peur, devenir épileptique sous l'influence de la manie. Elle présente d'abord des accès de grand mal ; malgré cela,

---

(1) Observation empruntée aux *Archives de Neurologie,* tome

son intelligence résiste; elle est encore susceptible de conceptions, extravagantes, il est vrai, sur un point seulement, celui de la persécution, saines quant au reste; ce que les accès de grand mal, joints à la manie, n'ont pu faire, les vertiges répétés l'accomplissent en peu de temps. En effet, on constate que toutes ses facultés baissent rapidement à partir du jour où les vertiges se montrent seuls; bientôt elle est complètement démente et meurt dans le plus profond marasme.

OBSERVATION VI.

SOMMAIRE. — *Epilepsie.* — *Absence d'antécédents névropathiques.*— *Convulsions et étourdissements depuis l'enfance.* — *Vertiges.* — *Secousses.* — *Etats de mal vertigineux.* — *Démence* (1).

Courc.,. (Jules), âgé de 9 ans et demi, est entré le 22 juillet 1880, à l'hospice de Bicêtre (service de M. BOURNEVILLE.)

Antécédents. (Renseignements fournis par son père, le 11 août 1880). *Père,* 57 ans, journalier, bien portant; il n'a jamais fait d'excès d'aucune sorte; il a été soldat et n'a jamais eu de maladies vénériennes; en 1842, il a eu la variole. [Père, jardinier; il s'est toujours bien porté et est mort à 71 ans, sans avoir eu de maladies nerveuses. *Mère,* jardinière, morte d'une *attaque d'apoplexie* foudroyante à 71 ans; dans la famille il n'y a jamais eu ni épileptiques ni aliénés, etc.

Mère, 30 ans, journalière, bien portante; elle n'a jamais eu d'attaques de nerfs; son *père* est mort de dysentérie sans jamais avoir fait d'excès de boisson; sa *mère* vit toujours, s'est toujours bien portée. Il n'y a jamais eu dans la famille d'accidents névropathiques.

Pas de consanguinité.

Cinq enfants : 1° Louise, morte de la variole, pendant le

---

(1) Rédigée d'après les notes du service et nos notes personnelles.

siège; elle a eu des convulsions à la fin de sa maladie; 2° Charles, mort à l'âge de 15 jours; la cause de son décès est inconnue; 3° notre malade; 4° Rose, 6 ans, bien portante, n'a jamais eu de convulsions; 5° Marie, 2 ans et demi, bien portante.

Notre malade est né durant le siège; pendant qu'elle était enceinte de lui, sa mère a eu plusieurs frayeurs dues aux événements de la Commune; une fois, entre autres, elle a eu une syncope.

L'accouchement s'est fait à terme et C... a commencé à avoir des *convulsions* qui duraient de 15 ou 20 minutes. Un mois après, il en a eu une seconde série; trois mois après, nouvelle série; puis les accès ont remplacé les convulsions et sont devenus de plus en plus fréquents; ils ont fini par se montrer tous les jours et depuis un an on peut en compter quotidiennement 7, 8, 10 par jour. C... a marché à 15 mois; il a parlé à 2 ans et demi, mais toujours avec une certaine difficulté. Il n'a jamais eu de paralysie; il est quelquefois méchant, gourmand; il a cherché à mettre le feu. Il n'a jamais eu ni dartres, ni accidents scrofuleux; rougeole à 2 ans. Assez fréquemment, depuis un an, il a des peurs la nuit ou le jour, tout à coup il s'écrie : « maman, j'ai peur. » L'œil est hagard, la physionomie exprime la frayeur. Quand c'est la nuit, il se cache sous ses couvertures.

L'enfant aurait toujours eu le même genre de crises; il tombe brusquement, presque toujours en avant; souvent il se blesse à la tête.

28 juillet. Incision d'une *bosse sanguine* située sur la région pariétale droite après anesthésie par le *bromure d'éthyle.*

18 août. Dans un accès, l'enfant s'est mordu la lèvre inférieure. Il en est résulté un gonflement considérable qui a vite disparu.

3 septembre. Revacciné sans succès.

Etat actuel (25 octobre). La tête est déformée en raison des chutes fréquentes que fait le malade; on constate des *cicatrices* nombreuses sur le front et à l'occiput; on peut sentir à la palpation un épaississement notable du cuir chevelu et probablement du périoste. La moitié postérieure de la tête est plus développée que la partie antérieure, qui est étroite; le front offre des dépressions latérales prononcées. Les arcades sourcillières sont peu saillantes.

L'appétit est bon, les selles régulières. La respiration et la circulation sont intactes. La sensibilité générale est normale; l'ouïe et la vue sont intactes; l'odorat et le goût paraissent un peu obtus. Adénites cervicales. La peau est blanche ; il existe sur l'avant-bras droit une cicatrice de *brûlure* longue de 15 cent., et plusieurs petites cicatrices sur la face dorsale de la main droite ; autre cicatrice de brûlure sur l'avant-bras gauche. Les organes génitaux sont bien conformés.

C... s'habille seul ; il est affectueux ; il a un besoin incessant de remuer ; il essaie de se rendre utile ; il reconnaît bien les personnes du service et signale les enfants qui font mal. La *parole* est assez libre ; pourtant, il y a des moments où on a quelque peine à le comprendre. Les plaies qu'il a aux lèvres peúvent expliquer en partie cette difficulté d'élocution. Il a la manie d'arracher les brins de balai pour s'amuser. Il semble atteint de *kleptomanie* ; car il a volé plusieurs fois ses camarades.

Très fréquemment, il est pris de *vertiges* ou d'*accés légers* ; quand il est debout, il lui arrive toutes les cinq ou dix minutes de tomber en avant et sur la tête ; ses membres sont agités de petites secousses pendant cinq ou six secondes ; il ne pousse point de cri, n'écume pas ; après quoi il se relève et se remet à marcher ou à chanter ; quelquefois il continue la phrase interrompue par le vertige.

Description des vertiges. Le 26. A la visite du matin, C... présente des *vertiges* très rapprochés ; ils débutent brusquement, la face pâlit et grimace, les yeux se convulsent ; il ne paraît pas y avoir de changements pupillaires ; les paupières supérieures restent ouvertes et sont animées de battements ; les globes oculaires sont pris de nystagmus ; les bras sont projetés en avant et animés de quelques secousses ; les mains sont pendantes ; les membres ne sont pas raides. A la fin, l'enfant prononce quelques mots « maman, maman. » Les vertiges sont évalués par l'infirmière à 50 environ en 24 heures ; pendant l'examen, il en a 6 ou 7.

28 oct. Il est pris d'un *érysipèle de la face* ; de 6 h. à 11 h. du matin, il a eu 28 vertiges comptés avec soin. P. 160, T. R. 39°7, le matin. Le soir 40°,2, de 6 h. du matin à 8 h. du soir, il a en tout 88 vertiges.

29. L'érysipèle s'étend à presque toute la tête ; depuis six heures du soir jusqu'au matin à 6 heures, on a noté 90 vertiges. Pendant la nuit, il en a eu environ autant ; T. R. 39°,2 le matin ; le soir, 40°,4. La bosse sanguine est drainée ; décollement considérable ; injections phéniquées.

30. On note une amélioration sensible. T. R. 38°,8. 38 vertiges de 6 h. du matin à 6 h. du soir. Il n'y en aurait pas eu durant la nuit. Le gonflement de la face diminue ; le malade demande à manger. Purgatif.

31. T. R. 37°,8. — *Soir* : T. R. 38°,2; 47 accès légers ou vertiges.

1er *novembre.* T. R. 38°,8. — *Soir* : T. R. 38°,8. 31 accès et vertiges.

2. T. R. 37°,8. L'érysipèle a disparu ; le décollement a diminué. — *Soir* : T. R. 38°.

3. T. R. 37°,6. — *Soir* : T. R. 38°.

4. T. R. 37°,8. — *Soir* : T. R. 38°.

5. T. R. 37°8. — *Soir* : T. R. 37°,6.

9. Le drain est enlevé ; la cicatrisation se fait vite, comme cela est la règle chez les épileptiques. Un *panaris* survenu à la phalangette de l'index n'a pas retardé la convalescence. Les vertiges sont toujours aussi fréquents.

18. Pendant la nuit, il a eu un accès violent, suivi de troubles intellectuels.

20. Hier soir pendant une demi-heure, C... a eu une série de vertiges, subintrants en quelque sorte (2 à 3 par minute On lui a appliqué des sinapismes sur les jambes, on lui a administré le *bromure d'éthyle* en inhalations. Au bout de 10 minutes, les vertiges sont devenus moins fréquents ; bientôt l'enfant s'est endormi. (*Etat de mal vertigineux*).

30. Hier soir, pendant environ deux heures, l'enfant a eu un nouvel *état de mal vertigineux.* Les membres supérieurs étaient soulevés par des secousses ; sinapismes, *bromure d'éthyle* amélioration. Ce matin, C... est aussi gai que de coutume. Traitement : vésicatoire à la nuque.

2 *décembre.* C... prend l'habitude de déchirer compresses, camisoles, cravates, etc... Pendant la visite, il a trois vertiges il est assis sur son lit ; le vertige débute par un petit cri ; la tête s'incline brusquement en avant et vient frapper les bords du lit ; la face pâlit, puis se congestionne ; quelques secondes après, il revient à lui ; on peut alors le faire chanter. A partir de ce jour, l'enfant est mis au *bromure de zinc* (1 gr.)

7. 1 gr. 50 de *bromure de zinc.*

10. Hier, quand les autres enfants ont été couchés, C... s'est glissé sous les lits, a enlevé les cordons de souliers, a décousu un drap, etc.

18. 2 gr. de bromure de zinc. A la visite on observe des se-

cousses qui rapprochent brusquement les épaules et inclinent la tête.

1881. 4 *mai*. Afin de se rendre un compte exact des vertiges on installe en permanence auprès de lui une personne chargée de les compter. De 6 h. du matin à 7 h. du soir, on en trouve 112 ; de 7 h. du soir au lendemain matin 6 h., 35. Total en 24 h.: 147.

5. De 6 h. du matin à 6 h. du soir, 96 vertiges et 5 accès ; dans la nuit, 12 vertiges. Total : 108.

7. Dans la journée, 84 vertiges ; dans la nuit, 10. Total en 24 h.: 94.

Etat actuel. Mai. L'attention est nulle; la mémoire complètement perdue ; les conceptions obscures; l'enchaînement des idées impossible; comme conséquence nécessaire de cette déchéance intellectuelle, les manifestations morales, sentiments, affections, instincts sont très affaiblis. L'articulation des mots devient difficile; les réponses que fait l'enfant aux questions qu'on lui pose sont incohérentes. Depuis quelque temps, il a notablement maigri; il a un peu de peine à se tenir debout seul; il reste constamment couché ; on est obligé de le faire manger ; enfin, il est devenu gâteux. Le poids et la taille ont suivi les modifications suivantes :

1880. 23 *juillet*. Poids : 24 kilogr. 250, taille 1 m. 19.

— 16 *septembre*. Poids : 23 kilogr. 600, taille 1 m. 23.

1881. *Juillet*. Poids : 25 kilogr., taille 1 m. 23.

En lisant cette observation on est frappé du nombre considérable de vertiges que présente ce malade ; signalons en passant que la maladie intercurrente, l'érysipèle n'a eu aucune influence sur la marche de l'épilepsie, contrairement à ce qui se passe habituellement (1). Mais ce que nous devons mentionner surtout, c'est la quantité des vertiges, et puis la manière dont ils se sont produits à certaines époques, comme le 19 et le 29 novembre; ils

---

(1) Séglas. — *De l'influence des maladies intercurrentes sur la marche de l'épilepsie.*

apparaissent tellement rapprochés qu'on peut les consi-
dérer comme subintrants ; nous avons là des séries qui
constituent quelque chose d'analogue à l'état de mal épileptique ; M. Bourneville a pris l'habitude de désigner
cet enchaînement de vertiges avec les phénomènes con-
comitants sous le nom d'état de mal vertigineux.

Le point le plus important que nous ayons à mentionner, c'est la rapidité avec laquelle cette quantité considérable de vertiges a déterminé la démence. Nous voyons
en effet qu'à la date du 25 octobre 1880, notre malade
paraît encore à peu près en pleine possession de ses facultés
intellectuelles, tandis qu'au mois de mai 1881, époque à laquelle nous observons le malade, il est déjà tombé dans
la démence la plus complète. Il ne se passe rien d'aussi
rapide dans les cas où les accès de grand mal se montrent
seuls ou même accompagnés de vertiges.

Cette forme d'épilepsie est donc une affection grave
à ce double point de vue qu'elle amène plus rapidement
que toute autre la démence et que plus que toute autre
aussi, elle expose à la mort dans un état de mal épileptique, comme nous l'avons vu dans d'autres observations.

CHAPITRE IV.

Description.

Étiologie. — Et d'abord si nous consultons les antécédents de nos malades, tantôt nous les trouvons muets,
tantôt nous trouvons dans la famille un père alcoolique
ou aliéné, une mère nerveuse, des aïeux atteints d'une
névropathie quelconque ; souvent aussi des frères ou des
sœurs morts avec convulsions dans le bas âge, ou devenus épileptiques dans la suite. Quant au malade presque
toujours il a présenté et souvent à plusieurs reprises, des
convulsions dans son enfance, convulsions qui indiquen
déjà suffisamment le tempérament nerveux de l'individu.
Puis un jour à l'occasion d'une peur ou d'un événement
qui frappe profondément l'imagination de cet être pré-
disposé, l'épilepsie apparaît avec son cortège de symptômes ordinaires.

Symptomatologie. — Nous avons vu que, dans l'épilepsie commune, alors que la thérapeutique est impuis-
sante les accès allaient en augmentant progressivement,
une année c'est 50 accès, l'année suivante 100, plus tard
200 et ainsi de suite. Alors nous voyons les facultés intellectuelles décliner progressivement, lentement, de
telle sorte que pour arriver à la démence il faut un temps
souvent considérable. Dans les cas où aux accès s'ajoutent des vertiges, la démence apparaît plus rapidement,
il est vrai, mais encore faut-il un temps assez long pour
que les facultés intellectuelles disparaissent.

Mais qu'il s'agisse de l'une ou de l'autre de ces deux catégories, il peut arriver une transformation profonde de la maladie (c'est là la forme d'épilepsie que nous avons voulu décrire). Les accès diminuent, disparaissent même; les vertiges, qui étaient isolés, se présentent en nombre considérable. Examinons donc les symptômes convulsifs, intellectuels et physiques de cette affection.

Nous avons dit que les vertiges finissaient par se montrer presque isolés; ils reviennent tous les jours plus ou moins fréquemment à intervalles à peu près réguliers; ces intervalles se resserrent de plus en plus, on peut compter jusqu'à 100, 120 et 150 vertiges en 24 heures.

A certains moments dans le cours de cette affection, les vertiges peuvent se montrer excessivement rapprochés et pour ainsi dire subintrants; le malade est dans le collapsus, sa température monte, son pouls s'accélère, sa respiration devient rapide, il est en état de mal vertigineux. En tous cas les vertiges ont une ou deux formes principales; tantôt sans prodromes, sans aura, le vertige débute brusquement; le malade ne pousse pas de cri; quelquefois il ne tombe pas, d'autres fois il s'affaisse sur le sol ou sur une chaise; s'il est assis, il glisse de son siège par terre; s'il est couché, sa tête s'incline brusquement en avant ou de côté pour aller frapper les montants du lit; le malade en même temps pâlit, ne voit plus clair, perd complètement connaissance; sa peau, ses muqueuses deviennent insensibles. Souvent à cela se borne le vertige, ces symptômes durent quelques secondes, puis le malade revient à lui. D'autres fois à ces symptômes s'ajoutent des frémissements des paupières, des lèvres, des joues; les yeux oscillent en tous sens ou sont convulsés en haut; les membres sont le siège de secousses généralement partielles et siégeant tantôt dans un bras, tantôt dans une jambe, tantôt à la tête. Enfin les mem-

bres sont quelquefois le siège d'une raideur absolue.
Souvent aussi les lèvres sont couvertes d'une écume
blanchâtre, ou sanguinolente.

Dans tous ces cas, quand les vertiges se montrent
avec la fréquence que nous venons de noter, les facultés
intellectuelles, qui jusque-là étaient restées à peu près
intactes, la raison qui avait résisté aux coups du grand
mal, ne tardent pas à décliner d'une façon sensible. L'attention est nulle, la mémoire entièrement perdue, les
conceptions obscures, l'enchaînement des idées impossible; comme conséquence nécessaire de cette mutilation intellectuelle, les manifestations morales, sentiments, affections, instincts, sont anéanties. L'articulation des mots devient difficile; les réponses que font les malades à toutes
les questions qu'on leur pose sont incohérentes. Le malade
rit à tout propos, sans motif et niaisement, ses yeux sont
hagards. De cette intelligence bien suffisante qu'on pouvait constater quelques mois auparavant, il ne reste plus
rien; le malade est tombé dans la plus complète démence.

Mais ce n'est pas qu'aux facultés intellectuelles que s'attaque cette terrible affection; l'organisme tout entier s'en
ressent aussi; toutes les fonctions physiques sont touchées.
Le malade a considérablement maigri: il est devenu anémique; ses jambes ne peuvent plus porter son corps; il
ne peut plus marcher sans l'aide de deux bras qui le sou-
tiennent; il est obligé de rester constamment sur un
siège ou dans son lit, il ne peut plus manger seul, il urine
sous lui et laisse échapper ses matières sans s'en aper-
cevoir.

Marche et durée. — Nous avons vu que quelques
mois, deux ou trois, de cette forme d'épilepsie vertigineuse suffisaient pour plonger le malade dans la plus
profonde démence. Mais à son tour cette démence, pen-

dant laquelle les vertiges continuent à se montrer aussi fréquents, ne tarde pas à désorganiser profondément l'individu et la mort survient en très peu de temps, quelques mois même.

Terminaisons. La mort, conséquence fatale, peut survenir de deux façons différentes. Dans un premier mode tous les symptômes, dont nous avons parlé plus haut, vont s'accentuant tous les jours ; le malade s'œdématie ; des eschares lui surviennent au sacrum, aux trochanters, aux talons ; puis il meurt par l'effet même de l'affaiblissement complet de son être ou par suite d'une complication qui n'est que la conséquence de cet appauvrissement général, appauvrissement qui rend fatalement la complication beaucoup plus grave qu'elle ne serait chez tout autre que chez ce dément.

Un autre genre de mort, qui est tout autant à craindre, quand en voit survenir chez un épileptique les vertiges en grand nombre et surtout quand ces vertiges se montrent par séries ; c'est la mort dans un état de mal épileptique. Cet état de mal est caractérisé : 1° par la *répétition des accès* qui deviennent presque subintrants ; 2° par un *collapsus* variable en degré et pouvant aller jusqu'au coma le plus profond ; 3° par une *hémiplégie* plus ou moins complète et passagère ; 4° par la *fréquence du pouls et de la respiration ;* et 5° par une *élévation considérable de la température.* Cet accident redoutable, l'état de mal, n'est pas toujours mortel, mais les malades, qui y ont été soumis, ont presque toujours une récidive, qui est mortelle.

Traitement. — Nous devons ajouter que les médicaments, comme le bromure de potassium, le bromure de zinc, le bromure d'éthyle et autres anti-spasmodiques,

qui ont une influence marquée sur la marche de l'épilepsie dans ses formes ordinaires, n'ont qu'une action
très faible sur l'évolution de l'épilepsie vertigineuse grave
que nous venons de décrire. Seul le bromure de camphre
a pu rendre quelques services; et encore il est moins ac-
tif dans cette forme que dans les cas d'épilepsie avec vertiges relativement rares et partant éloignés.

Enfin un dernier point à noter c'est qu'à l'autopsie des
individus morts, comme nous l'avons dit, on ne trouve
souvent que des lésions insignifiantes.

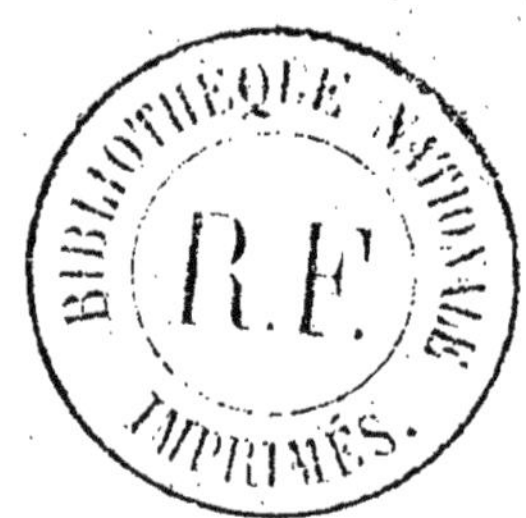

CONCLUSIONS

1° L'épilepsie, quelle que soit la forme qu'elle revête, est une des causes qui déterminent le plus sûrement la démence à plus ou moins longue échéance.

2° Les accès de grand mal, se manifestant isolément, n'épargnent pas la raison; leur fréquence et une durée prolongée augmentent leurs effets.

3° Une des plus puissantes influences pour l'anéantissement de l'intelligence se trouve dans la réunion des accès de grand mal avec les vertiges.

4° Les vertiges excessivement multipliés, quoique seuls, sont plus actifs encore pour la production de la démence que les vertiges et le grand mal réunis.

5° Les vertiges peuvent se montrer par séries quotidiennes, seuls ou avec convulsions partielles et secousses, ou bien si rapprochés qu'ils constituent un *état de mal vertigineux*; c'est alors une *épilepsie vertigineuse grave*; la démence en est l'aboutissement fatal et rapide, la marche est suraiguë et la mort survient en peu de temps par simple affaiblissement ou par un état de mal.